Michael Terlinden
Was ist Homöopathie?

2., verbesserte Auflage 1992,
unter Verwendung des THALES THEMENHEFTES Nr. 42
Text: Michael Terlinden »Homöopathie«

Printed in Germany

ISBN 3-9802961-0-5

Michael Terlinden

Was ist Homöopathie?

Ein Ratgeber für Patienten und interessierte Laien

DYNAMIS-VERLAG
Stefan Reis, Rolf H. Rogasch, Michael Terlinden GbR

Inhalt

Was ist Homöopathie? Jeder kennt diesen Begriff, viele haben schon einmal von den erstaunlichen Heilerfolgen gehört, die mit dieser Methode erzielt werden. Dennoch wissen nur wenige, was sich eigentlich dahinter verbirgt. Weit verbreitet ist die Auffassung, Homöopathie sei identisch mit der Naturheilkunde, und »Homöopath« sei nur ein anderer Ausdruck für Heilpraktiker. Akupunktur, Chiropraktik, Pflanzenheilkunde, Neuraltherapie oder Augendiagnose – sie alle werden oft mit der Homöopathie identifiziert. Hierbei handelt es sich um Therapie- bzw. Diagnoseverfahren, die zwar häufig von Heilpraktikern angewandt werden, mit der Homöopathie jedoch nichts zu tun haben.

*Die Homöopathie ist eine eigenständige Heilweise mit annähernd 200-jähriger Geschichte. Ausgeübt wird sie in Deutschland von Heilpraktikern und Ärzten, die sich zusätzlich zu ihrer Berufsausbildung in diese Methode eingearbeitet haben. In ihrer Denkweise und ihrem therapeutischen Vorgehen unterscheidet sich die Homöopathie grundlegend von der Schulmedizin. Der Begriff Homöopathie leitet sich vom griechischen »homoion pathos« her, was soviel bedeutet wie »ähnliches Leiden«. So heißt denn auch das therapeutische Leitprinzip der Homöopathen: »**Similia similibus curentur**« – Heile Ähnliches mit Ähnlichem!*

Wer die Homöopathie begründet hat, wodurch sie sich von der Schulmedizin unterscheidet, wie homöopathische Mittel hergestellt und angewandt werden, welche Heilungschancen diese Methode bietet, und woran man einen echten Homöopathen erkennt, davon soll auf den folgenden Seiten die Rede sein.

Für die Durchsicht des Textes sowie zahlreiche Ergänzungs- und Verbesserungsvorschläge gilt meinem Kollegen Stefan Reis besonderer Dank.

Oberhausen, im Dezember 1991 *Michael Terlinden*

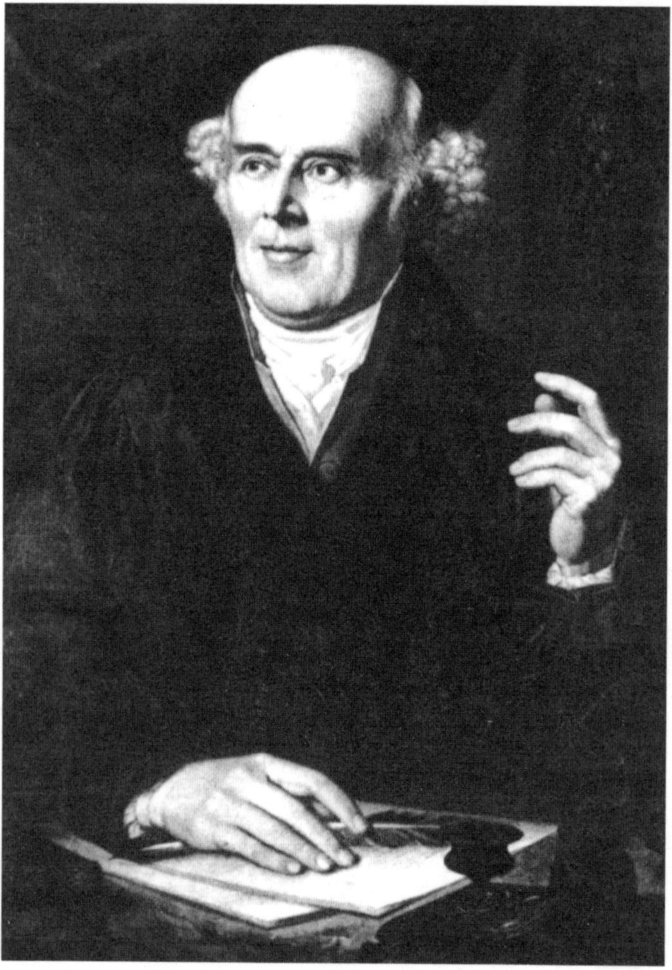

Dr. Samuel Hahnemann

I. Der Begründer der Homöopathie

Die Vorstellung, daß Ähnliches mit Ähnlichem zu heilen sei, findet sich ansatzweise bereits im Schrifttum der Antike, etwa bei Hippokrates. Auch aus den Werken des berühmten Arztes und Forschers Paracelsus (1493-1541) leuchtet das Ähnlichkeitsprinzip stellenweise auf. Das Verdienst, es experimentell begründet und daraus eine praktisch anwendbare, lehrbare Heilmethode entwickelt zu haben, gebührt jedoch einzig dem sächsischen Arzt und Chemiker *Christian Friedrich Samuel Hahnemann*.

Als Sohn eines Porzellanmalers wurde er am 10. April 1755 in Meißen an der Elbe geboren. Da die Familie nicht sehr begütert war, sollte er eigentlich bei einem Kaufmann in die Lehre gehen. Wegen seiner hohen Begabung fand sich jedoch ein Gönner, der ihm den Besuch der höheren Schule ermöglichte. Auch hier erwies er sich als überaus talentiert: Selbst noch Schüler, wurde Hahnemann bereits für die Erteilung des Griechischunterrichtes mit herangezogen.

Im Alter von 20 Jahren kehrte er seiner Heimatstadt den Rükken, um in Leipzig das Studium der Medizin aufzunehmen. Seinen Unterhalt mußte er sich durch Übersetzungen und Stundengeben verdienen. Zwei Jahre später ging er nach Wien, um seine Studien bei Josef v. Quarin, Leibarzt der Kaiserin und Vorstand im »Spital der barmherzigen Brüder«, fortzusetzen.

Es folgte eine recht angenehme Zeit in Hermannstadt, wo er die Bibliothek sowie die Münzsammlung von S. v. Brukenthal – Statthalter von Siebenbürgen – ordnete und dessen Familie hausärztlich betreute. Im Frühjahr 1779 verließ Hahnemann den gastlichen Ort, um in Erlangen sein Studium abzuschließen; am 10. August desselben Jahres promovierte er dort zum Doktor der Medizin.

Mit dem während seines Studiums erworbenen Wissen indes war der junge Arzt keineswegs zufrieden. Allzu spekulativ erschienen ihm Arzneikunst und theoretische Denkmodelle, allzu mager dagegen die praktische Ausbildung. Die üblichen Arzneien mit ihren zahllosen Bestandteilen und schweren, oft zum Siechtum führenden Nebenwirkungen riefen seinen inneren Widerspruch hervor, ebenso die Aderlässe, Schröpfkuren, das Ansetzen von Blutegeln sowie der exzessive Gebrauch von Brech- und Abführmitteln. (Diese und andere »Ausleitungsverfahren«, zum Beispiel das Cantharidenpflaster oder das Baunscheidtieren, sind bedauerlicherweise noch heute feste Bestandteile der sogenannten Naturheilkunde – nicht der Homöopathie!)

Enttäuscht über den Zustand und die Möglichkeiten der Medizin gab Hahnemann seine erst kurze Zeit bestehende Praxis wieder auf und erwarb den kargen Lebensunterhalt für Frau und Kinder durch das Übersetzen und Bearbeiten wissenschaftlicher Bücher.

II. Die Geburtsstunde der Homöopathie

Beim Übersetzen der Arzneimittellehre des berühmten schottischen Pharmakologen *Cullen* entflammte sich Hahnemanns kritischer Geist an der Behauptung, die Chinarinde heile das Wechselfieber durch ihre magenstärkende Wirkung. Dies schien ihm eine bloße Vermutung, und so entschloß er sich zu einem für die damalige Zeit höchst ungewöhnlichem Versuch. Indem er dieses Mittel selbst einnahm, wollte er dessen reine Wirkung auf den gesunden (!) menschlichen Organismus ergründen. Das Ergebnis war verblüffend:

»Ich nahm des Versuchs halber etliche Tage zweimal täglich jedesmal 4 Quentchen gute China ein; die Füße, die Fingerspitzen wurden mir erst kalt, ich ward matt und schläfrig, dann fing mir das Herz an zu klopfen, mein Puls ward hart und geschwind; eine unleidliche Ängstlichkeit, ein Zittern (aber ohne Schauder), eine Abgeschlagenheit durch alle Glieder; dann Klopfen im Kopfe, Röthe der Wangen, Durst, KURZ ALLE MIR SONST BEIM WECHSELFIEBER GEWÖHNLICHEN SYMPTOME ERSCHIENEN NACHEINANDER, doch ohne eigentlichen Fieberschauder. Mit kurzem: Auch die mir bei Wechselfiebern gewöhnlichen besonders charakteristischen Symptome, die Stumpfheit der Sinne, die Art von Steifigkeit in allen Gelenken, besonders aber die taube widrige Empfindung, welche in dem Periostium [Knochenhaut] über allen Knochen des ganzen Körpers ihren Sitz zu haben scheint — ALLE ERSCHIENEN. Dieser Paroxysm [Anfall] dauerte 2-3 Stunden jedesmal und erneuerte sich, wenn ich diese Gabe wiederholte, sonst nicht.«

Deshalb also vermochte die Chinarinde das Wechselfieber zu heilen: weil sie in der Lage war, ähnliche Symptome beim gesunden Menschen hervorzurufen!
In der Folge begann Hahnemann, die unterschiedlichsten Arzneisubstanzen hinsichtlich ihrer spezifischen Wirkung auf den gesunden menschlichen Organismus zu prüfen, zunächst an sich selbst, später auch an Mitgliedern seiner Familie. Ärzte und Studenten, die von der neuen Methode angetan waren, schlossen sich an. Vorwiegend auf diesen Prüfungen basierte die erste homöopathische Arzneimittellehre, die nach einigen Jahren entstand und noch relativ wenige Mittel umfaßte. Bis zum heutigen Tag ist diese *Materia Medica Homoeopathica* auf einige Hundert geprüfte Heilmittel angewachsen.
Kam nun ein Kranker zu Hahnemann, so wählte dieser aus den geprüften Arzneien diejenige aus, die beim Gesunden möglichst ähnliche Symptome wie die, unter denen der Patient litt, erzeugt hatte.

Der Begründer der Homöopathie starb 1843 im Alter von 88 Jahren in Paris, wohin er mit seiner zweiten Ehefrau (der Französin Melanie d'Hervilly) 1835 übersiedelt war, und wo er erfolgreich und gefeiert bis zuletzt praktiziert hatte. Er liegt dort auf dem Prominentenfriedhof Père Lachaise begraben.

III. Homöopathie und Allopathie

Worin besteht nun der grundlegende Unterschied zwischen der Homöopathie und der von Hahnemann als *allopathisch* bezeichneten Schulmedizin?

Die Allopathie behandelt ihre Kranken nach dem Grundsatz *»Contraria contrariis curentur!« – Heile Gegensätzliches mit Gegensätzlichem!* Einige Beispiele: Bei Verstopfung werden Durchfall erzeugende Präparate verordnet, bei Bluthochdruck Mittel, die eine künstliche Blutdrucksenkung hervorrufen. Verbrennungen werden mit Kälte behandelt, Schmerzen mit Betäubungsmitteln, Depressionen mit »Muntermachern«. Die Erfahrung – gerade bei chronischen Krankheiten – zeigt jedoch, daß nach anfänglicher Besserung nur allzu oft eine bedeutende Verschlechterung eintritt, sobald die Wirkung nachläßt. Die Folge: Um eine genügende Wirkung zu erzielen, muß die Arznei zunehmend häufiger eingenommen bzw. die Dosis erhöht werden. Dabei wird der Patient jedoch keineswegs gesünder. Die Tatsache, daß beispielsweise in der Chirurgie und Intensivmedizin bedeutende Fortschritte erzielt worden sind, darf keinesfalls darüber hinwegtäuschen, daß die Schulmedizin bis heute nicht in der Lage ist, auch nur eine einzige der zahlreichen chronischen Krankheiten wirklich zu heilen. Jeder Neurodermitiker, Asthmatiker oder Rheumatiker – um nur einige zu nennen – weiß davon ein Lied zu singen. Trotz starker Medikamente mit zum Teil erheblichen Nebenwirkungen (Leber- und Nierenschäden, Arzneimittelsucht, Schädigung des Erbgutes etc.) verschlimmert sich die Erkrankung zusehends oder macht nach kurzer Beschwerdefreiheit einem neuen, oft noch schlimmeren Leiden Platz. So kann man zum Beispiel

häufig beobachten, daß nach einem mit Salben wegtherapierten Hautausschlag ein asthmatisches Leiden auftritt! Für den Hautarzt ist der Patient »geheilt«, der Fall abgeschlossen. Auch der wegen des Asthmas zu Rate gezogene Allergologe wird keinen Zusammenhang zwischen dem Asthma und der vorherigen Erkrankung sehen. Und doch: die »Grundkrankheit« des Patienten ist dieselbe geblieben, nur hat sie sich auf einen anderen Bereich des Organismus verlagert – wo bleibt die Heilung?
Das Dilemma der heutigen Schulmedizin ist eine Folge ihres Festhaltens an einem veralteten Weltbild. Danach ist das Lebendige nur eine Funktion der Materie, und der kranke Mensch gleicht einer defekten Maschine, die es zu reparieren gilt. So sucht die Schulmedizin die Ursachen für Krankheiten im Stofflichen. Weil jedoch die für den Bereich der unbelebten Materie bekannten Gesetze nicht einfach auf lebendige Organismen übertragbar sind, muß die heutige naturwissenschaftliche Methode mit ihrem Wägen und Messen hier zwangsläufig an Grenzen stoßen. Deshalb ist die angeblich ursächliche Therapie der Schulmedizin letztlich Augenwischerei: für jede der im rein stofflichen Bereich gefundenen »Ursachen« gibt es wiederum Ursachen – ein Ende in dieser Kette ist nicht abzusehen. Dazu ein Beispiel:

Eine Patientin konsultiert ihren Hausarzt wegen einer Migräne. Dieser verordnet zunächst ein Schmerzmittel, das anfänglich auch gut hilft. Nach einem halben Jahr jedoch wirkt das Mittel nicht mehr. Nun vermutet der Arzt Krampfzustände der Blutgefäße als »Ursache« der Kopfschmerzen und verordnet ein gefäßerweiterndes Medikament. Dieses bleibt jedoch völlig wirkungslos. Da die Migräneanfälle häufig in »Streßsituationen« auftreten und die Patientin zudem einen »labilen« Eindruck macht, wird jetzt zusätzlich ein Beruhigungsmittel verschrieben, zunächst ein pflanzliches, später ein stark wirkender Tranquilizer. Das bisher genommene Schmerzmittel wird durch ein stärkeres ersetzt und außerdem ein Orthopäde hinzugezogen. Dieser diagnostiziert Fehlstellungen und Verspannungen im Bereich der Halswirbelsäule als »Ursache« der Kopfschmerzen und verordnet Massagen. Sicherheitshalber wird noch ein muskelentspannendes Medikament verschrieben. Zwar lassen sich die Schmerzen nun betäuben, die Anfallshäufigkeit jedoch bleibt von all' diesen Maßnahmen unberührt. Werden die Medikamente eine Zeitlang nicht eingenommen, ist rasch wieder alles beim alten.

Warum ist noch keine Heilung eingetreten, obwohl doch die vermeintlichen Ursachen (krampfhafte Gefäßverengung, Fehlstellung der Wirbelsäule) entsprechend behandelt wurden? Weil es sich hierbei eben nicht um die Ursachen, sondern lediglich um *Symptome* der Erkrankung handelt! Dies gilt für alle sogenannten Ursachen, auf denen die schulmedizinische Therapie basiert; Ausnahmen bilden lediglich Zustände, die eindeutig auf bestimmte äußere Einwirkungen zurückzuführen sind (Verletzungen, Vergiftungen usw.).

Auch bei den Infektionskrankheiten verhält es sich nicht anders. Zwar scheint hier die Krankheitsursache, nämlich das Bakterium oder Virus, auf der Hand zu liegen, doch ist es eine bekannte Tatsache, daß zum Beispiel während einer Grippe-Epidemie der eine erkrankt, während der andere, obwohl er ebenfalls mit den Krankheitserregern in Kontakt kam, völlig gesund bleibt. So sind denn auch die Bakterien oder Viren keinesfalls die *Ursache* der Infektionskrankheiten, sondern lediglich eine ihrer Begleiterscheinungen.

Die Homöopathie unterscheidet sich grundlegend vom schulmedizinischen Denken. Ihr Begründer hatte klar erkannt, daß eine *prima causa morbi* (erste Ursache der Krankheit) nicht ermittelt werden kann. Er ging davon aus, daß diese im »dynamischen«, d.h. nicht-stofflichen Bereich liege, der sich naturwissenschaftlicher Forschung grundsätzlich entzieht (s.o.). Die Homöopathie ist nicht auf ständig wechselnde Mutmaßungen über mögliche Krankheitsursachen angewiesen, denn sie beruht allein auf Beobachtung. Für den Homöopathen sind die individuellen Krankheitssymptome des Patienten die einzig denkbare Gestalt der Krankheit; sie allein führen sicher zur richtigen Wahl des Heilmittels.

Nun verordnet der Homöopath aber keineswegs Arzneien, die das Gegenteil dessen bewirken, woran der Patient leidet (Gegensatzprinzip der Schulmedizin, s.o.), sondern solche, die in der Lage sind, beim Gesunden möglichst ähnliche Symptome hervorzurufen (Ähnlichkeitsprinzip). So wird er bei einem Durchfall ein Mittel verschreiben, welches Durchfall hervorruft; bei Magenkrämpfen kommt eine Arznei zum Einsatz, die ebensolche Magenkrämpfe erzeugt, usw.
Jeder weiß, daß es bei Erfrierungen am besten ist, den betroffenen Körperteil zunächst mit Schnee abzureiben. Ähnlich verhält es sich mit Verbrennungen. Sie heilen am schnellsten, indem man Umschläge mit erwärmtem Weingeist (zur Not auch Brennspiritus) anwendet, statt die verbrannte Stelle unter kaltes Wasser zu halten. Letzteres nimmt zwar zunächst

für kurze Zeit den Schmerz, läßt ihn in der Folge jedoch um so heftiger und anhaltender wieder zurückkehren. Bei der Behandlung von Verbrennungen mit erwärmtem Weingeist ist es meist genau umgekehrt: Der Schmerz nimmt zunächst für kurze Zeit an Heftigkeit zu, um dann rasch und dauerhaft nachzulassen.

Die Behandlung von Erfrierungen durch Kälte und Verbrennungen durch Wärme sind Beispiele für eine einfache, aber wirksame Homöopathie. Die Therapie von Krankheiten mit homöopathischen Arzneimitteln ist natürlich ungleich komplizierter, denn hierfür gibt es keine Patentrezepte. Während in der schulmedizinischen Therapie die Arzneimittel klar bestimmten Erkrankungen zugeordnet sind, trifft der Homöopath seine Mittelwahl nach der Gesamtheit der individuellen Patientensymptome, auch solcher, die mit der zu behandelnden Krankheit zunächst scheinbar nichts zu tun haben.
So kann bei der schulmedizinischen Behandlung beispielsweise des Heuschnupfens prinzipiell *allen* Patienten das gleiche Arzneimittel gegeben werden, um die gewünschte Wirkung zu erzielen. Geheilt wird auf diese Weise freilich kaum ein Heuschnupfenpatient, da sich eine derartige Behandlung zwangsläufig auf die – zeitlich begrenzte – Unterdrückung bestimmter Krankheitssymptome beschränken muß. Im Gegensatz dazu können in der homöopathischen Therapie 20 Heuschnupfenpatienten durchaus 20 verschiedene Mittel benötigen, je nach individueller Symptomatik. Die vollständige und dauerhafte Heilung des Heuschnupfens gelingt mit Hilfe der Homöopathie in der Mehrzahl der Fälle. Natürlich setzt dies ein sicheres Beherrschen der homöopathischen Methode voraus.

Eine homöopathische Behandlung darf deshalb keinesfalls vom Laien durchgeführt werden; unsachgemäß betrieben, kann sie einem Patienten außerdem erheblichen Schaden zufügen.
Die weit verbreitete Auffassung, die Arzneimittel der Homöopathie seien (weil stark »verdünnt«) grundsätzlich unschädlich, egal, wie oft und in welcher Menge sie genommen würden, ist ein gefährliches Ammenmärchen.
Die Homöopathie gehört ausschließlich in die Hand eines gut ausgebildeten homöopathischen Arztes oder Heilpraktikers.

IV. Die homöopathische Arzneimittelprüfung

Um festzustellen, welche Symptome eine Arznei erzeugen – und damit auch heilen – kann, bedarf es einer sorgfältigen Prüfung am gesunden Menschen. Wie geht eine solche Arzneimittelprüfung vonstatten? Eine gewisse Anzahl Prüfer beiderlei Geschlechts nimmt in bestimmten Abständen die zu prüfende Substanz ein. Über alle darauf folgenden Befindensveränderungen wird genau Buch geführt. Dabei werden nicht nur körperliche Symptome notiert, sondern ebenso alle Abweichungen vom gewohnten seelischen oder geistigen Zustand. Ein Prüfer bemerkt zum Beispiel nach der Einnahme des Mittels pulsierende Kopfschmerzen im linken Hinterkopf, die sich durch festen Druck bessern; ein anderer ein vorher nie gekanntes Angstgefühl beim Überqueren einer Brücke; der nächste wiederum wird von dem Gedanken gequält, er habe seine Pflicht nicht erfüllt. Die Zahl der Arzneimittelsymptome ist Legion. Allein für den Schwefel waren bereits gegen Ende des vorigen Jahrhunderts über 4000 Prüfungssymptome bekannt! Neben den Ergebnissen aus Arzneimittelprüfungen fließen Symptome aus Vergiftungsfällen sowie Beobachtungen am Krankenbett in die homöopathische Materia Medica ein. Die Homöopathie verwendet Heilmittel aus allen Bereichen der Natur. Arzneien tierischer Herkunft wie Klapperschlangengift, Honigbiene, Skorpion oder Ameise wurden ebenso am Gesunden geprüft wie Metalle, pflanzliche Mittel, Mineralien oder Chemikalien. Auch aus krankhaften Körperabsonderungen gewonnene Mittel – *Nosoden* genannt – gehören zum homöopathischen Arzneischatz.

V. Die homöopathischen Heilmittel

Nun ergab sich anfänglich sowohl bei den Prüfungen als auch bei der therapeutischen Anwendung ein Problem: Die Stoffe waren zum Teil so giftig (Sturmhut, Arsen, Brechnuß usw.), daß die Prüfung mit einigem Risiko verbunden war; zum anderen kam es nach der Gabe des Mittels bei den Patienten häufig zu unangenehmen Reaktionen. Deshalb suchte Hahnemann nach Möglichkeiten, derlei unliebsame Effekte zu vermeiden. Verdünnungen milderten zwar die Nebenwirkungen, aber in gleichem Maße auch die Heilkräfte. Ab einem bestimmten Verdünnungsgrad erwiesen sich die Mittel als gänzlich unwirksam.
Dies änderte sich schlagartig, als Hahnemann begann, die Heilmittel *stufenweise* zu verdünnen und dem Arzneifläschchen vor jedem neuen Verdünnungsschritt einige kräftige Schüttelstöße zu geben.

Aus löslichen Stoffen wurde zunächst mittels verschiedener Methoden eine Tinktur hergestellt. Hiervon nahm Hahnemann einen Tropfen, fügte 99 Tropfen Weingeist hinzu und schlug das Fläschchen mehrmals gegen eine feste, aber elastische Unterlage (etwa ein Buch). Dies war die Arznei im ersten Potenzgrad, auch C 1 genannt. Davon ein Tropfen, mit 99 Tropfen Weingeist gemischt und wiederum verschüttelt, ergab die C 2 usw. Unlösliche Stoffe, wie beispielsweise Gold oder Blei, wurden bis zur C 3 in einem Mörser mit Milchzucker verrieben, pro Stufe etwa eine Stunde lang. Diese C 3 wurde mit Weingeist im Verhältnis 1:99 vermischt und dann in flüssiger Form weiterpotenziert.

Das Verblüffende war nun, daß die Arzneikraft sich nicht – wie bei reinen Verdünnungen – zusammen mit der Giftigkeit verlor, sondern im Gegenteil noch zunahm, und dies um so mehr, je höher die Mittel potenziert wurden. Selbst als bereits kein Molekül der Ausgangssubstanz mehr vorhanden sein konnte, wirkten die Arzneien sowohl bei Arzneimittelprüfungen am Gesunden als auch bei der Anwendung am Kranken vorzüglich. In der *Potenzierung*, d. h., stufenweisen Verdünnung in Zusammenhang mit der Verschüttelung (bzw. Verreibung) hatte Hahnemann ein Verfahren entdeckt, die Heilkräfte der Arzneien auf besondere Weise aufzuschließen und zu verstärken, ohne daß es – sachgemäße Anwendung vorausgesetzt – zu unerwünschten Nebenwirkungen kam. Eine einzige Gabe des passenden, potenzierten Mittels reichte häufig aus, um eine Krankheit vollständig zu heilen! Selbst Stoffe, die in ihrem Rohzustand als unarzneilich galten (Kalk, Kieselerde, Graphit usw.), entwickelten in potenzierter Form Prüfungssymptome und zählen sogar zu den am tiefsten wirkenden Heilmitteln. Neben den genannten C-Potenzen (Verdünnung pro Stufe 1:99) gibt es noch die Dezimal- oder D-Potenzen (1:9), sowie die von Hahnemann in seinen letzten Lebensjahren entwickelten Q- oder LM-Potenzen. Hier beträgt der Verdünnungsgrad von einer Potenz zur nächst höheren etwa 1:50.000. Verabreicht werden sie nicht wie die hohen C-Potenzen als Einzelgabe, sondern sie werden über einen bestimmten Zeitraum regelmäßig eingenommen. Besonders bei langjährigen, chronischen Krankheiten wirken sie oft rascher und tiefer als C-Potenzen.

Wie ist es möglich, daß solche unerhörten Verdünnungen überhaupt noch wirksam sind? Immerhin handelt es sich ja bereits bei der C 3 um die millionste Verdünnung (100x100x100), bei der C 4 um die hundertmillionste, und damit nicht genug: in der homöopathischen Therapie sind Potenzen wie C 30, C 200, ja hinauf bis zur C 100.000 und höher durchaus an der Tagesordnung!

Hahnemann nahm an, daß ein nicht-stoffliches (immateriel-les) Ordnungsprinzip, Lebenskraft oder Dynamis genannt, die Lebensvorgänge des Organismus steuere und harmonisiere. Im Krankheitsfalle sei zunächst nur diese Lebenskraft betrof-fen und äußere dies durch das Hervorbringen von Krankheits-symptomen. Hahnemann betonte, daß es dem Menschen nicht gegeben sei, zu ergründen, *wie* die Lebenskraft ihre krankhaf-ten Äußerungen im Organismus hervorbringe. Für den Ho-möopathen, der sich allein an den Symptomen als einzig wahr-nehmbarer Gestalt der Krankheit zu orientieren habe, sei ein solches Wissen auch völlig unnötig. Durch das Potenzieren, so Hahnemann, würden die den Arzneien innewohnenden »dy-namischen« Kräfte auf besondere Weise entwickelt, so daß sie direkt auf die ebenfalls immaterielle Lebenskraft wirken könnten. Im Krankheitsfalle reagiere die Lebenskraft auf das richtig ausgewählte, potenzierte Heilmittel mit der Wieder-herstellung der Gesundheit.

Ob Hahnemanns Vorstellung von einer »Lebenskraft« zutrifft, ist für die praktische Ausübung der Homöopathie belanglos, da deren auf reine Beobachtung gegründete Methodik von diesem – sicher auch zeitbedingten – Erklärungsversuch völ-lig unberührt bleibt.
Ein Beispiel aus unserer Zeit soll den grundlegenden Un-terschied zwischen schulmedizinischem und homöopathischem Therapieansatz veranschaulichen:

In einem computergesteuerten Chemiewerk kommt es durch einen Fehler im Programm des Rechners nach und nach zu verschiedenen Ausfällen. Von gewissen Chemikalien werden zu große Mengen produziert, bei anderen stimmt die Zusammensetzung nicht. Im Winter arbeiten die Kühlsysteme auf vollen Touren, im Sommer streiken sie. Die Schulmedizin ist vergleichbar mit einer Reparaturkolonne, die jeden Fehler einzeln zu beseitigen bemüht ist: sie nimmt hier etwas weg, ergänzt dort ein wenig, sperrt an der einen Stelle die Stromzufuhr und setzt an einer anderen Notstromaggregate ein. An den eigentlichen Fehler, das schadhafte Computerprogramm (Hahnemanns »Lebenskraft«), kommt man jedoch nicht heran. Die homöopathische Arznei hingegen gleicht einem Reparaturprogramm, das in den Computer eingespeist wird und den Software-Fehler als Auslöser aller aufgetretenen Störungen beseitigt. *Wie* das homöopathische Mittel dies bewirkt, weiß man allerdings bis heute nicht.

Eines jedoch weiß man sicher: *daß* die homöopathischen Potenzen wirken, und daß sie oft Unglaubliches vollbringen! Wer die zahllosen Heilungsberichte in der älteren und zeitgenössischen Fachliteratur studiert, ist erstaunt über die Heilkraft homöopathischer Mittel sowohl bei akuten, zum Teil lebensbedrohlichen Zuständen und Verletzungen, als auch bei chronischen, langjährigen Leiden aller Art.
Dennoch wird die Wirksamkeit potenzierter Medikamente immer wieder bestritten. Meist sind es die »astronomischen« Verdünnungen, die deren Unwirksamkeit zu belegen scheinen. Ein solches Urteil vom grünen Tisch zeugt von völliger

Unkenntnis in Sachen Homöopathie. Die Verdünnung galt Hahnemann lediglich als »Nebenbedingung« bei der Aufschließung der Arzneikräfte durch Verreibung und Verschüttelung. Daß bloße Verdünnungen keinerlei Heilkräfte besitzen, wurde bereits erwähnt und ist jedem Homöopathen durchaus bewußt. Keiner der lautstarken Kritiker hat die homöopathische Heilweise je fachmännisch erlernt und über viele Jahre angewandt, sonst wüßte er, welch' großartige Erfolge damit erzielt werden können. Auch der ständige Vorwurf, die Heilungen der Homöopathie basierten auf dem *Placebo-Effekt* (d.h., der Patient wird gesund, weil er an die Homöopathie *glaubt*), kann angesichts der Behandlungserfolge bei Tieren und Säuglingen nicht ernst genommen werden. Darüberhinaus sprechen in jüngster Zeit durchgeführte experimentelle Studien deutlich für eine Wirksamkeit hochpotenzierter Arzneimittel.

VI. Die homöopathische Behandlung

Bei der homöopathischen Kur geht es zunächst darum, die Beschwerden des Patienten in allen Einzelheiten zu ergründen. Auch Kleinigkeiten, die dem Patienten oft unwichtig erscheinen, können für die Wahl des Heilmittels von großer Bedeutung sein.

So wird der Homöopath den Rheumakranken nicht nur nach seinen Glieder- oder Gelenkschmerzen fragen, sondern nach vielen anderen Umständen: Ob ein ausgeprägtes Verlangen nach bestimmten Nahrungsmitteln besteht, in welcher Haltung der Kranke schläft, wie er Wärme und Kälte verträgt, ob er Ängste hat, bei welchen Anlässen er weinen muß, wie er dann auf Trost reagiert, ob er warme oder kalte Getränke bevorzugt usw. usf. Auch vorangegangene Gesundheitsstörungen des Patienten, schwere Krankheiten in der Familie und andere Details liefern wertvolle Hinweise. Eine homöopathische Fallaufnahme ist dementsprechend zeitaufwendig; in chronischen Fällen dauert es meist mehr als eine, oft sogar zwei oder drei Stunden, bis das Bild der Krankheit in allen Einzelheiten aufgezeichnet ist. Damit ist aber erst ein Teil der Arbeit getan. Nun muß der Homöopath feststellen, welches der vielen homöopathischen Arzneimittel der Patient benötigt.

Ein echter Homöopath gibt immer nur ein Einzelmittel, niemals ein Gemisch aus mehreren Arzneien, denn solche Mixturen – man nennt sie auch *Komplexmittel* – sind nicht am Gesunden geprüft. Die Auswahl des richtigen Mittels – auch Simile (das Ähnliche) genannt – anhand der Patientensymptome ist oft sehr kompliziert; der Zeitaufwand hierfür richtet sich u.a. nach Wissen und Erfahrung des Behandlers.

Wie bereits angedeutet, arbeitet die Homöopathie nach dem Ähnlichkeitsprinzip (s.o.). So werden aus der Gesamtheit der Patientensymptome nach bestimmten Kriterien einige wenige ausgewählt, die dann für die Arzneiwahl bestimmend sind. Jetzt gilt es festzustellen, welches Mittel bei der Arzneiprüfung am Gesunden möglichst ähnliche Symptome hervorzurufen imstande ist. Dies klingt im Prinzip einfach, ist aber bei der enormen Anzahl der Mittel und deren zahlreicher Symptome ein schwieriges Unterfangen. Manche Arzneien ähneln sich zudem in vielen Punkten stark und sind oft nur anhand feiner Nuancen zu unterscheiden. Voraussetzung für eine korrekte Mittelwahl ist, daß jedes Symptom und dessen Bedeutung im Einzelfall vom Behandler richtig eingeschätzt wird. Nimmt er die Arzneiwahl anhand der falschen Symptome vor, so ist das Ergebnis eine Fehlverordnung, denn nur ein einziges Mittel aus dem homöopathischen Arzneischatz entspricht exakt dem momentanen Zustand des Kranken; es ist hier durch kein anderes ersetzbar.

Um aus der Vielzahl der geprüften Arzneien die einzig passende auszuwählen, bedient sich der Homöopath u.a. sogenannter Repertorien. Dies sind Symptomenregister, in denen hinter jedem Symptom die Mittel verzeichnet sind, welche es bei der Arzneimittelprüfung am Gesunden hervorgerufen bzw. in Krankheitsfällen beseitigt haben. Während der Sprechstunde blättert der Homöopath manchmal lange im Repertorium. Dies bedeutet nun nicht, daß er noch unerfahren ist und über die Krankheit des Patienten erst nachlesen muß. Vielmehr schlägt er bestimmte Patientensymptome nach und verschafft sich so einen Überblick darüber, welche Mittel hier in Frage kommen.

Da diese Repertorien sehr umfangreich sind (weit über 100.000 Symptome sind darin verzeichnet), werden zur Auswahl des homöopathischen Heilmittels in jüngerer Zeit auch Computer eingesetzt. Dies kann in manchen Fällen durchaus sinnvoll sein, dennoch: ein schlechter Homöopath wird auch mit Hilfe der Elektronik kein guter, denn die Homöopathie ist eine Heil*kunst*. Neben einer gewissen Begabung ist zu ihrer Beherrschung viel Fleiß sowie Kenntnis und Befolgung ihrer Prinzipien erforderlich – all' dies ist durch einen Computer nicht ersetzbar!
Meint der Homöopath nach eingehender Befragung und Literaturstudium, das passende Mittel gefunden zu haben, so wird er es dem Patienten in geeigneter Form verordnen. Dies kann eine Einzelgabe sein, meist als Streukügelchen (Globuli) verabreicht, oder der Kranke nimmt das Medikament in flüssiger Form eine Zeitlang regelmäßig ein.
Damit ist die homöopathische Behandlung natürlich nicht abgeschlossen. Nach einem bestimmten Zeitraum wird der Patient zur 2. Konsultation bestellt, bei der die bisher erzielten Fortschritte analysiert werden. Dann wird erwogen, ob der Kranke ein anderes Mittel benötigt, ob er das bisherige weiternehmen oder mit der Einnahme zunächst aussetzen soll. Bei fortschreitender Genesung wird die Zeitspanne zwischen den Konsultationen immer größer, bis der Patient nach einiger Zeit geheilt ist und keiner weiteren Behandlung mehr bedarf.

Natürlich gibt es Kranke, die auch homöopathisch nicht mehr vollständig heilbar sind. Dennoch bietet die Homöopathie auch in solchen Fällen oftmals Aussicht auf erhebliche Besserung, ohne daß diese mit schweren Nebenwirkungen teuer erkauft werden muß.

VII. Homöopathie – Chance für viele

Auch akute Krankheiten kann man rasch und erfolgreich homöopathisch kurieren. Die meisten dieser Erkrankungen zeigen jedoch ohnehin eine deutliche Heilungstendenz; sind sie erst überstanden, so stellt sich die Gesundheit innerhalb kurzer Zeit von selbst wieder ein. Anders verhält es sich mit den chronischen Leiden, die nur in den seltensten Fällen von allein wieder ausheilen. Im Gegenteil, meist verschlimmern sie sich im Laufe der Jahre erheblich, der Arzneimittelkonsum wird immer größer und der Patient dennoch nicht gesünder. *Die Heilung – oder, wenn dies nicht mehr möglich ist, zumindest Linderung – chronischer Krankheiten ist die eigentliche Domäne der Homöopathie.* Allergien, rheumatische Erkrankungen, Infektanfälligkeit, Entwicklungsstörungen der Kinder, Hautleiden wie Neurodermitis oder Schuppenflechte können prinzipiell ebenso erfolgreich homöopathisch behandelt werden wie Depressionen, Angstzustände, Colitis ulcerosa, Morbus Crohn, Magengeschwüre, Regelbeschwerden, Migräne oder chronische Verletzungsfolgen. Selbst schwerste Krankheiten wie Diabetes, Multiple Sklerose, endogene Psychosen oder Tumoren sprechen manchmal auf eine (hier eventuell zusätzliche) homöopathische Behandlung im Sinne einer Besserung an, wenn auch eine vollständige Heilung nur in Ausnahmefällen noch erreicht werden kann. Der Name der Krankheit ist für die Prognose nicht allein entscheidend – auch andere Umstände, wie Art und Dauer medikamentöser Vorbehandlung, Vitalität des Patienten oder erbliche Belastungen sowie soziale Bedingungen geben dem Homöopathen darüber Aufschluß, ob und wann eine Heilung zu erwarten ist.

VIII. Unheilbare Krankheiten

Der Laie versteht unter einer unheilbaren Erkrankung meist ein schlimmes, zum baldigen Tod oder zu frühzeitiger Invalidität führendes Leiden wie Krebs, Aids, Multiple Sklerose oder Leberzirrhose. Diese schweren und gefährlichen Krankheiten stellen die erste und seltenere Gruppe der unheilbaren Erkrankungen dar. Zwar gelingt auch bei ihnen im einen oder anderen Fall die Heilung; dies ist jedoch die Ausnahme, und das Behandlungsziel heißt im allgemeinen: Linderung der Beschwerden. Die Erfolge der Homöopathie hierbei sind mitunter durchaus beachtlich – nicht selten gelingt es, Schmerzen oder andere Symptome ohne den Einsatz chemischer »Bomben-und-Granaten-Mittel« deutlich zu lindern und den Patienten noch manches lebenswerte Jahr zu ermöglichen.

Natürlich muß jeder verantwortungsbewußte Homöopath seine Grenzen kennen. So darf er von lebenserhaltenden Operationen nicht abraten, bestimmte Arzneimittel (Digitalis, Epilepsiemittel etc.) nicht jählings absetzen oder notwendige Untersuchungen unterlassen. Die Grenzen der Homöopathie sind nicht zuletzt die des einzelnen Homöopathen; Wissen und Erfahrung bestimmen, wie weit sie im Einzelfall gesteckt werden dürfen.

Daß lebensbedrohliche Krankheiten wie Krebs nur einen Teil der unheilbaren Leiden ausmachen, wurde bereits angedeutet. Heilung heißt Wiederherstellung vollständiger Gesundheit! Daran gemessen, müssen sehr viele Kranke heute als nicht mehr heilbar angesehen werden, ohne daß ihr Leben gleich in Gefahr wäre. Ein Patient, dem die Gallenblase oder ein Teil des Magens chirurgisch entfernt wurde, eine Patientin, die sich einer Totaloperation unterzogen hat oder deren Krampfadern verödet wurden – sie alle kann man natürlich nicht mehr völlig gesund im strengen Sinne des Wortes machen. Auch Kranke, bei denen bestimmte Organe oder Gewebe durch eine langdauernde chronische Erkrankung schon deutlich geschädigt sind, können nicht vollständig geheilt werden. Hierzu zählen etwa Rheumatiker, deren Gelenke bereits versteift sind. Patienten dieser Gruppe sprechen auf eine sachgerecht durchgeführte homöopathische Behandlung oft ausgezeichnet an: Hormone, Schmerzmittel oder andere schädliche Medikamente können häufig nach einiger Zeit weggelassen und die Lebensqualität kann beträchtlich gesteigert werden. Auch chronische Verletzungsfolgen, zum Beispiel Phantomschmerzen nach einer Amputation, lassen sich homöopathisch hervorragend beeinflussen. Ein Versuch mit der Homöopathie ist bei fast allen chronischen Krankheiten angebracht, zumal die Schulmedizin hierbei außer einer rein symptomatischen Behandlung nichts anzubieten hat und selbst diese in den meisten Fällen mit schweren Nebenwirkungen teuer bezahlt werden muß. Würden Patienten mit chronischen Krankheiten den Homöopathen frühzeitig konsultieren, so könnte ihnen viel Leid erspart bleiben. Die Wirklichkeit jedoch sieht so aus, daß man sich erst dann in homöopathische Behandlung begibt, wenn alles andere nicht mehr hilft und die Krankheit bereits ein fortgeschrittenes Stadium erreicht hat. Daß die Homöopathie in den meisten Fällen selbst dann noch Erstaunliches leistet (vorausgesetzt, sie wird mit der entsprechenden fachlichen Kompetenz ausgeübt und der Patient trägt das Seine zur Gesundung bei), hat sie hunderttausendfach bewiesen.

IX. Wie lange dauert eine homöopathische Behandlung?

Jeder Patient ist ein einmaliger, noch nie dagewesener Krankheitsfall. Die Prognose, ob eine Heilung möglich ist und in welcher Zeitspanne sie erreicht werden kann, hängt von vielen Faktoren ab. So werden Kinder meist schneller wieder gesund als Erwachsene, die an der gleichen Krankheit leiden. Patienten, die bisher nur wenig Medikamente eingenommen haben, genesen meist rascher als solche, die bereits seit langem an Schmerzmittel, Schlaftabletten, Cortison, Psychopharmaka oder Hormone gewöhnt sind. Auch die Dauer der Erkrankung spielt eine bedeutende Rolle, ebenso wie die Krankheiten der Vorfahren.

Manche Patienten erwarten, daß ihre schon lange Jahre bestehende Erkrankung mit Hilfe der Homöopathie nun innerhalb weniger Tage oder Wochen geheilt sein müsse. Geschieht dies nicht, so brechen sie die Behandlung vorzeitig ab und erzählen anschließend überall, die Homöopathie habe ihnen auch nicht geholfen. Wenn auch manche homöopathische Heilung überraschend schnell zustandekommt, so bedarf es in der Mehrzahl der Fälle einiger Geduld, die sich jedoch fast immer auszahlt.

Die Homöopathie bietet echte Heilungschancen auch in chronischen Fällen, bei denen die Schulmedizin passen muß – Wunder vollbringen kann jedoch auch sie nicht!

X. Wieviel kostet eine homöopathische Behandlung?

Einer der Gründe, warum die Homöopathie erst so spät, sozusagen als »ultima ratio« bemüht wird, liegt darin, daß der Patient die entstehenden Kosten meist selbst tragen muß. Zwar gibt es einige wenige Kassenärzte, die homöopathisch behandeln; wegen der ungenügenden Kostenübernahme durch die gesetzlichen Krankenkassen können sie sich jedoch nicht so viel Zeit für den einzelnen Patienten nehmen, wie dies eigentlich nötig wäre. Oft muß der Kranke auch hier einen gewissen Anteil an den Behandlungskosten selbst bezahlen. Zudem sind die Praxen der homöopathischen Kassenärzte meist derart überlaufen, daß es beinahe unmöglich ist, dort in absehbarer Zeit einen Termin zu bekommen. Die überwiegende Mehrzahl der homöopathischen Ärzte betreibt eine Privatpraxis. Die Behandlungskosten werden nur von den privaten Versicherern übernommen, und auch dies nicht immer in voller Höhe. Ebenso verhält es sich bei den homöopathisch arbeitenden Heilpraktikern. Auch ihr Honorar wird nur von den Privatkassen erstattet. Für die meisten Patienten bedeutet dies, daß sie ihre homöopathische Behandlung selbst bezahlen müssen.

Die Höhe der Behandlungskosten hängt wesentlich von der Anzahl der notwendigen Konsultationen ab. In einigen Fällen braucht der Patient nach der Fallaufnahme nur noch einige Male wiederzukommen, in anderen wird sich die Behandlung über mehrere Jahre erstrecken. Da die Erstkonsultation sehr zeitaufwendig sein kann (s.o.), wird der Patient hierfür zwischen DM 120,- und DM 400,- (in Ausnahmefällen auch mehr) bezahlen müssen, wobei Heilpraktiker meist weniger berechnen als homöopathische Ärzte. Die Folgebehandlungen kosten je nach Zeitaufwand im allgemeinen zwischen DM 40,- und DM 150,-. Die Preise für homöopathische Arzneimittel fallen kaum ins Gewicht.

Nimmt man von den hier angegebenen Beträgen jeweils einen Mittelwert und legt man sechs bis zehn Konsultationen für das erste Jahr zugrunde, so beträgt der monatliche Aufwand für die homöopathische Therapie etwa zwischen DM 60,- und DM 120,-. In besonders schweren Fällen können die Kosten auch höher sein, bei Kindern sind sie oft niedriger. Bedenkt man, daß die monatlichen Betriebskosten für einen Mittelklassewagen heute über DM 500,- betragen, so muß man das Honorar für eine homöopathische Therapie sicher als vergleichsweise bescheiden betrachten – immerhin dient sie der Wiederherstellung des höchsten Gutes: der Gesundheit.

»Gesundheit«, so der Philosoph Arthur Schopenhauer, *»ist zwar nicht alles, aber ohne sie ist alles nichts.«*

XI. Wie findet man einen guten Homöopathen?

Um es gleich vorweg zu sagen: nicht jeder Heilpraktiker oder Arzt, der das Wort »Homöopathie« auf sein Praxisschild geschrieben hat, ist tatsächlich ein Homöopath im Sinne Hahnemanns. Seit den Anfangstagen der Homöopathie gab und gibt es Behandler, denen das Studium der echten, heute vielfach auch *klassisch* genannten Homöopathie entweder zu mühsam ist, oder die es nicht geschafft haben, den entscheidenden Schritt weg vom hergebrachten, naturwissenschaftlichen Denken hin zur Phänomen-orientierten Sichtweise der Homöopathie zu vollziehen (s.o.). Immer wieder wird versucht, dieses Heilverfahren zu vereinfachen und mit weniger Aufwand zum Ziel zu gelangen. Sei es, daß nach Krankheitsnamen (klinischen Diagnosen) verordnet wird statt nach individuellen Patientensymptomen, sei es, daß mehrere Mittel einfach zusammengemischt werden. Beide Verfahren wurden von Hahnemann als verderblich bezeichnet, ihre Anwender als »Bastard- oder Afterhomöopathen«. Die Anwendung von Komplexmitteln ist unter allen seriösen Homöopathen zu Recht verpönt. Sie wurden in dieser Form nie am Gesunden geprüft und können schon deshalb nicht nach dem Ähnlichkeitsprinzip verordnet werden. Wer Komplexmittel verordne, so ein bekannter zeitgenössischer Homöopath, gleiche einem Menschen, der sechs verschiedene Radiosender einstellt und hofft, nun eine Symphonie zu hören. Die wenig überzeugende Wirkung solcher Präparate ist aber nicht der einzige Grund, der gegen ihre Anwendung spricht. Weitaus schlimmer ist, daß sich das Symptomenbild des Patienten immer mehr verzerren kann – so lange, bis nach längerer Einnahme von Komplexmitteln das wirklich angezeigte Einzelmittel kaum noch zu erkennen ist. Neben der Verordnung von Mischmitteln oder nach klinischen Diagnosen gibt es noch weitere, unhomöopathische Methoden, potenzierte Arzneimittel anzuwenden. So werden »homöopathische« Mittel ausgependelt, mit Hilfe von Hautwiderstandsmessungen ausgewählt, es wird nach sogenannten »Arzneimitteltypen« verschrieben, aufgrund einer Augendiagnose oder nach dem Horoskop. Alle diese Methoden haben eins gemeinsam: Sie sind keine Homöopathie! Homöopathisch (dem Kranken ähnlich) wird ein Arzneimittel erst durch die Ähnlichkeit seiner Arzneisymptome mit denen des einzelnen kranken Menschen.

Leider gibt es keine absolut verbindlichen Merkmale, an denen man einen echten Homöopathen erkennen kann. Folgende Anhaltspunkte erlauben immerhin eine gewisse Vorauswahl:

1. Der Homöopath befragt den Patienten ausführlich und macht sich umfangreiche Notizen sowohl bei der Fallaufnahme als auch bei den folgenden Konsultationen.

2. Er macht keine vorschnellen Heilungsversprechen (»Kein Problem, das haben wir in drei Wochen im Griff«), sondern teilt dem Patienten eine – vorsichtige – Prognose frühestens nach der Fallaufnahme mit.

3. *Er verordnet immer nur ein Einzelmittel, niemals Komplexmittel.*

4. Er bewertet – wie jeder verantwortungsvolle Behandler – die Symptome oder Meinungen des Patienten nicht, indem er diesem etwa moralische Vorhaltungen macht. Auch darf er den Kranken keinesfalls weltanschaulich zu beeinflussen oder gar zu bekehren versuchen. Solchen Therapeuten sollte man schleunigst den Rücken kehren; sie machen den Patienten oft noch kränker, als er ohnehin schon ist.

5. Er setzt neben der Homöopathie keine weiteren Heilmethoden »flächendeckend« ein. Er wird allerdings krankheitsunterhaltende Umstände in der Lebensweise oder der Umgebung des Patienten aufzuspüren bemüht sein und ihn dazu anhalten, diese zu verändern. Ein Arzt oder Heilpraktiker, der von sich behauptet, er betreibe neben zahlreichen anderen sogenannten Naturheilverfahren »auch« die Homöopathie, ist nie und nimmer ein echter Homöopath!

Wer einen zuverlässigen Homöopathen sucht, wendet sich am besten an die entsprechenden Fachverbände (Adressen im Anhang). Sie erteilen kostenlos Auskunft darüber, welcher Homöopath in der Nähe des Wohnortes des Patienten praktiziert. Eine Garantie dafür, daß der Betreffende die Homöopathie auch wirklich im hier dargestellten Sinne ausübt, können die Verbände allerdings nicht übernehmen. Auch durch persönliche Empfehlung kann man oft die Adresse eines Homöopathen erfahren. Am besten erkundigt man sich jedoch anhand der genannten Kriterien, ob dieser auch tatsächlich homöopathisch praktiziert. Da es nur wenige wirklich gute Homöopathen gibt, muß man vor Behandlungsbeginn häufig eine längere Wartezeit in Kauf nehmen. Diese kann eine Woche, je nach Bekanntheitsgrad des Homöopathen aber unter Umständen auch mehrere Monate betragen. Eine lange Anmeldezeit allein ist jedoch noch keine Garantie für die Fähigkeiten des Behandlers.

XII. Wie kann der Patient die homöopathische Behandlung unterstützen?

Neben den Bemühungen des behandelnden Homöopathen ist es im Sinne eines möglichst raschen und dauerhaften Therapieerfolges sehr von Bedeutung, daß auch der Patient das Seine dazu beiträgt. Besonders wichtig ist es, bei der Fallaufnahme alle Fragen des Homöopathen offen zu beantworten und nichts zu verschweigen. Patienten sind oft der Meinung, daß beispielsweise eine früher durchgemachte Geschlechtskrankheit mit der jetzt bestehenden Migräne nichts zu tun habe und der Behandler deshalb auch nichts davon zu wissen brauche. Aus schulmedizinischer Sicht ist dies durchaus stimmig – hier wird ja meist nur das Symptom »Kopfschmerz« behandelt, nicht aber der ganze Patient. Bei der homöopathischen Behandlung aber sind gerade auch solche Einzelheiten von mitunter entscheidender Bedeutung, die mit der Hauptbeschwerde auf den ersten Blick gar nichts zu tun haben. Und doch ist es so: Die Krankheit des Patienten zeigt sich in ganz verschiedenen Symptomen, wobei das eine sehr hervorsticht und den Patienten belästigt (beispielsweise Schmerzen), andere wiederum als weniger unangenehm empfunden werden. Dazu ein Beispiel:

Ein Mann leidet seit einigen Jahren an Asthma. Dabei steht die Atemnot natürlich für den Kranken im Vordergrund – sie schränkt sein Leistungsvermögen ein, sie macht ihm Angst usw. Daß er in derselben Zeitspanne auch ein starkes Verlangen nach Süßigkeiten entwickelt hat, daß er jetzt auf dem Bauch schläft, daß er in letzter Zeit Kritik immer schlechter vertragen kann und auch seine Potenz deutlich abgenommen hat – all' diese Erscheinungen mögen ihm viel weniger bedeutsam erscheinen, gehören jedoch ebenso wie die Atemnot zum Bild seiner Krankheit. Dieses muß der Homöopath vollständig erfassen, will er den Patienten gesundmachen. Schließlich ist es stets der *ganze* Mensch, der erkrankt, nicht lediglich ein einzelnes Organ oder Gewebe.

Es kommt aber nicht allein darauf an, dem Behandler alle Fragen *offen* zu beantworten. Ebenso wichtig ist eine möglichst *genaue* Beschreibung von Schmerzen oder anderen Empfindungen. Viele Patienten teilen dem Homöopathen ihre Beschwerden in Form von Diagnosen mit, die jedoch für die Mittelwahl nicht ausschlaggebend sind. In den Arzneimittelprüfungen steht nämlich nicht etwa »Primär chronische Polyarthritis«, sondern Gliederschmerzen sind dort genau beschrieben mit den exakten Schmerzqualitäten (stechend, reißend, brennend, wie zerschlagen, ziehend, drückend usw.), den Umständen ihrer Besserung oder Verschlechterung (schlimmer morgens, nach langem Sitzen, durch Wärme; Besserung durch Kälte, Bewegung, durch Reiben etc.) oder den Begleitsymptomen (z.B. Gliederschmerzen, begleitet von häufigem Urinlassen). Je genauer der Patient diese Umstände angeben kann, desto leichter wird sich die Wahl des Heilmittels gestalten.
Nach längerer Einnahme von Schmerzmitteln oder anderen, symptomatisch wirkenden Arzneien sind diese feinen Nuancen oft nicht mehr wahrnehmbar bzw. haben sich deutlich verändert. So ist es manchmal unmöglich, das ursprüngliche

Bild der Krankheit zu erkennen und ein passendes Mittel zu finden. In manchen Fällen (natürlich nur dann, wenn dabei keine Gefahr für den Patient besteht) wird der Homöopath deshalb die allopathischen Mittel zunächst absetzen lassen, um überhaupt verwertbare Symptome zu erhalten. Dies mag vorübergehend sehr unangenehm für den Patienten sein, bringt ihn jedoch meist der Heilung oder Linderung seiner Beschwerden näher.

Nicht nur bei der Fallaufnahme, sondern auch bei den späteren Konsultationen ist eine genaue Beschreibung dessen, was sich unter der Einwirkung des homöopathischen Mittels verändert hat, von großer Bedeutung. Damit nichts vergessen wird, ist es sinnvoll, daß der Patient in der Zeit zwischen zwei Behandlungsterminen alles Wesentliche kurz notiert. Vielleicht trat ja einige Tage nach der Mittelgabe ein Durchfall auf, oder alte Beschwerden meldeten sich für kurze Zeit wieder. Für die Beurteilung der Mittelwirkung sind solche Angaben nicht nur hilfreich, sondern unerläßlich. Ebenfalls unerläßlich für den Behandlungserfolg ist es, daß der Patient die Anordnungen seines Behandlers genau befolgt. Sei es, daß er bestimmte Reizmittel meiden soll, sei es, daß die Medizin genau nach Vorschrift eingenommen wird oder nicht eigenmächtig andere Arzneimittel angewandt werden.

Nach der Einnahme homöopathischer Mittel kommt es manchmal zu einer sogenannten *Erstverschlimmerung*, einer Art Heilkrise. Die Symptome des Patienten verstärken sich dann für kurze Zeit, um anschließend deutlich nachzulassen. Es kann auch sein, daß Symptome von Krankheiten, die der Patient früher einmal hatte, kurz wieder aufflackern. Beide Reaktionen sind meist positive Zeichen, und der Patient sollte keinesfalls etwas dagegen unternehmen. Im Zweifelsfall empfiehlt sich eine Anfrage beim Behandler. Ähnliches gilt für akute Erkrankungen (Schnupfen, Husten, Mandelentzündung usw.), die während der homöopathischen Kur auftreten. Auch dann soll der Patient nicht zur Selbstbehandlung schreiten, sondern – sofern dies nötig erscheint – die Symptome seinem Homöopathen schildern. Dieser wird dann entscheiden, ob eine Behandlung notwendig ist und wie sie durchgeführt werden soll.

Anders verhält es sich natürlich bei schweren Verletzungen, Anzeichen eines Schlaganfalls oder bei anderen gefährlichen Zuständen. Hier gilt es, zunächst die unmittelbare Gefahr abzuwenden und einen Notarzt zu benachrichtigen, der umgehend entsprechende Maßnahmen einleitet wird. Eine eventuelle Beeinträchtigung der homöopathischen Behandlung ist dann selbstverständlich zweitrangig!

Was die Ernährung und sonstige Lebensgewohnheiten betrifft, so wird der Homöopath im allgemeinen nur wenige Dinge ausdrücklich verbieten. Hierzu zählen etwa der Kaffeegenuß und Kamphereinreibungen, weil sie die Wirksamkeit potenzierter Arzneimittel stark beeinträchtigen können. Auch arzneilich wirkende Kräutertees wie Pfefferminze, Kamille oder Salbei soll der Patient meiden. Daß ein Asthmatiker nicht rauchen darf, daß der stark übergewichtige Hochdruck-Patient sein Gewicht reduzieren muß usw. – solche Dinge verstehen sich eigentlich von selbst.

Für die Ernährung gilt: je einfacher und natürlicher, um so besser. Einen hohen Anteil an Rohkost, Vollkornerzeugnissen und hochwertigen Fetten zu essen, ist zweifellos der Gesundheit förderlicher, als sich vorwiegend von Zucker, Weißbrot und Schweinefleisch zu ernähren. Man muß sicher kein Gesundheitsapostel werden, der bei jedem Stück Kuchen oder bei jedem Steak die Nase rümpft; vielmehr geht es darum, daß der einzelne für sich einen vernünftigen Mittelweg findet, der ihm ausreichenden Genuß ermöglicht. Auch bei Ernährungsfragen ist jeder Fanatismus fehl am Platze und schädlich. Abzuraten ist dagegen von Vitamin- oder Mineralpräparaten, für die heute so viel geworben wird. Bei einer ausgeglichenen Ernährung ist ihre Einnahme völlig unnötig. Der einzige, der einen echten Nutzen davon hat, ist der Hersteller. Ähnliches gilt für Knoblauch- und Ginsengextrakte.

Eine fachgerecht geleitete Fastenkur wirkt bei manchen chronischen Krankheiten ganz ausgezeichnet und verträgt sich meist gut mit der homöopathischen Behandlung. Auf jeden Fall sollte der Behandler vorher konsultiert werden, denn erstens darf nicht jeder Patient fasten, und zweitens gibt es Phasen während einer homöopathischen Behandlung, in denen das Fasten auch bei den übrigen Patienten nicht angezeigt ist. Die vielen Modekuren zur Gewichtsreduktion sind oft geradezu schädlich und ihre Wirkungen nicht von Dauer.

Die Frage, ob Alkohol während der homöopathischen Behandlung erlaubt sei, wird häufig gestellt. Die Erfahrung zeigt, daß Bier oder Wein (sofern man diese Getränke sonst auch problemlos verträgt!), maßvoll genossen, den Erfolg der homöopathischen Behandlung im allgemeinen nicht beeinträchtigen. Vorsicht ist geboten bei Kräuterschnäpsen; die arzneiliche Wirkung ihrer Inhaltsstoffe kann sich ungünstig auswirken. Auch das Rauchen kann zu erheblichen Einbußen bei der Wirksamkeit homöopathischer Mittel führen. Wenn der Pati-

ent es daher schon nicht ganz aufgeben kann – was das beste wäre –, so sollte er jedenfalls den Tabakkonsum deutlich reduzieren.
Hahnemann forderte seine Patienten auf, regelmäßig Spaziergänge an der frischen Luft zu unternehmen. Diese einfache, gesundheitsfördernde Maßnahme unterstützt die homöopathische Behandlung in idealer Weise.

Ein heikler Punkt ist die Frage nach einer die homöopathische Kur begleitenden *Psychotherapie*. Die Auffassung, viele Beschwerden seinen »psychisch bedingt«, ist heutzutage besonders in den gebildeteren Schichten, aber nicht nur dort, weit verbreitet. Doch so einfach ist die Sache nicht: Auch psychische Defekte sind häufig nicht die »Ursache« von Krankheiten, sondern gehören – wie die körperlichen Beschwerden – zur Gesamtheit der individuellen Patientensymptome. Natürlich gibt es Ausnahmen. Bei einem Patienten etwa, der im Kleinkindalter von einem Hund gebissen wurde, ist dies sicher als Ursache einer späteren Hundephobie anzusehen. Bei anderen äußeren Einflüssen jedoch muß zunächst eine besondere Empfänglichkeit bestehen, um darauf mit Krankheit zu reagieren. Jeder weiß, daß der eine von seinem »beruflichen Streß« Magengeschwüre bekommt, während der andere ihn mühelos erträgt, ohne davon krank zu werden. Diese Empfänglichkeit ist aber nicht die Ursache der Krankheit, sondern ein Teil von ihr.
Es kann nicht bestritten werden, daß manche chronischen Krankheiten durch eine wirklich menschengerechte Psychotherapie gut zu beeinflussen, ja sogar zu heilen sind. Die meisten der gängigen Psychotherapie-Methoden werden dem Menschen jedoch nicht gerecht. Sie versuchen, ihn mit seinen Symptomen in ein vorgegebenes Denkmodell zu pressen, das nicht auf

Beobachtung beruht, sondern häufig weltanschaulich-spekulativen Charakters ist. Ich habe oft erlebt, daß Patienten, die nach oder während einer Psychotherapie in meine Behandlung kamen, zwar den gängigen Sprachstil der »Psychos« perfekt beherrschten (»Wissen Sie, ich kann diesen Konflikt für mich akzeptieren, aber meine ungenügende Frustrationstoleranz hindert mich irgendwie an der Selbstverwirklichung...«), insgesamt jedoch eher noch verwirrter waren als zuvor. Mithin konnte von echter Selbsterkenntnis oder gar Gesundung keine Rede sein. Eher schien es mir, als seien die »Ursachen«, welche sie für ihre Beschwerden angaben, ihnen vom Psychotherapeuten geradezu eingetrichtert worden. Wirklich gute Psychotherapeuten scheinen noch rarer zu sein als gute Homöopathen.

Die Frage nach der Notwendigkeit einer Psychotherapie sollte mit dem behandelnden Homöopathen abgeklärt werden. Vielleicht kann dieser einen zuverlässigen Psychotherapeuten empfehlen, falls der Patient mit der Homöopathie allein nicht zu heilen sein sollte.

XIII. Einige Beispiele aus der Praxis

Im folgenden soll anhand einiger Fälle aus der Praxis des Autors die Wirkung der homöopathischen Behandlung illustriert werden. Es handelt sich um akute und chronische Fälle, die ausschließlich homöopathisch therapiert wurden.

<u>Erster Fall:</u>

Eine Frau von 55 Jahren leidet seit etwa drei Wochen an schrecklichen Bauchschmerzen in der Lebergegend. Jede Mahlzeit wird nach ein bis drei Stunden erbrochen; die Patientin hat bereits 20 Pfund an Gewicht verloren. Sie hat, obgleich appetitlos, manchmal einen sonst nie gekannten Heißhunger auf Hering. Begonnen hatten die Beschwerden, nachdem die Frau einen noch ofenwarmen Streuselkuchen gierig verspeist hatte. Vor einigen Monaten war die Gallenblase operativ entfernt worden. Da die behandelnde Hausärztin keinen Rat mehr weiß (die üblichen Medikamente hatten nicht geholfen), ist für die folgende Woche eine Laparoskopie (Eröffnung der Bauchhöhle zwecks Diagnosestellung) anberaumt; die Krankenhauseinweisung ist bereits ausgefüllt. Nun will die Patientin – eine Verwandte von mir – noch einen Versuch mit der Homöopathie machen.
Da die Symptome denen der *Pulsatilla* (Küchenschelle) am ähnlichsten sind, bekommt die Patientin abends 2 Globuli dieses Mittels in der D 30. Am nächsten Tag verschlimmern sich die Beschwerden ins beinahe Unerträgliche, die Patientin glaubt, sterben zu müssen. Ich lasse abwarten. Tags darauf ist der ganze Spuk verschwunden, ohne die geringsten Restbeschwerden zu hinterlassen.
Etwa ein Jahr später treten nach einem kulinarischen Exzeß die Bauchschmerzen in leichterer Form erneut auf. Dasselbe Mittel, eine Gabe der C 200, macht dem binnen zweier Stunden ein Ende.

Zweiter Fall:

Eine 23-jährige Patientin klagt seit einigen Stunden über starke Halsschmerzen, die ganz plötzlich aufgetreten sind. Bei der Untersuchung zeigt sich eine Rötung des weichen Gaumens und eine leichte Schwellung weiter hinten im Hals. Der Schmerz tritt vorwiegend beim Leerschlucken auf; warme oder kalte Getränke bringen keine Veränderung. Das Schlucken fester Speisen hingegen – dies hat sie mit einem Stück Brot ausprobiert – wird geradezu als Wohltat empfunden. Ignatia (Ignaz-Bohne), 2 Globuli der C 30, wird sofort verabreicht. Nach einer Viertelstunde sind die Schmerzen bereits um die Hälfte besser, nach einer weiteren halben Stunde völlig verschwunden.
In der »Reinen Arzneimittellehre« Hahnemanns aus dem Jahre 1833 finden sich bei Ignatia folgende Symptome:
»Halsweh, je mehr er denn schlingt, desto mehr vergeht's; wenn er etwas Derbes, wie Brot geschluckt hatte, war's, als ob das Stechen ganz vergangen wäre.« Und weiter:
»Stiche [im Hals.], die während des Schlingens nicht sind.«

Dritter Fall:

Eine Kosmetikerin kommt in die Praxis; nichts, was sie tut, macht ihr mehr Freude. Sie merkt, daß ihre Kraft immer mehr abnimmt, läßt es sich jedoch nicht anmerken. Früher war sie recht ehrgeizig, geradezu »arbeitsbesessen«. Jetzt geht sie oft nicht ans Telefon, weil sie glaubt, es könne eine Kundin sein, die sich anmelden wolle. Wenn ihr jemand entgegenkommt, wechselt sie die Straßenseite; sie kauft fast nur noch in Geschäften ein, in denen sie niemand kennt. An ihren freien Tagen steht sie gar nicht erst auf, sondern bleibt im dunklen Zimmer liegen. Vor sieben Jahren war sie bereits wegen einen Bulimie (Eß- und Magersucht) in psychotherapeutischer Behandlung. Auch jetzt hat sie ein starkes Verlangen nach Schokolade, sie ißt täglich drei bis fünf Tafeln! Die Bulimie hatte sich nach der

Scheidung von ihrem ersten Mann entwickelt; damals hatte sie auch Angst beim Alleinsein, jetzt nicht mehr. Nach einer Totgeburt vor neun Jahren hatte sie eine derartige Abneigung gegen ihren Ehemann entwickelt, daß sie sich übergeben mußte, wenn sie nur seine Wäsche in die Waschmaschine steckte. Wegen seiner Faulheit mußte sie während der Schwangerschaft einen schweren Getränkekasten tragen, wodurch es möglicherweise zu der Totgeburt kam. Auch Depressionen mit Weinkrämpfen stellten sich damals ein. In der Folgezeit wurde sie häufig von ihrem Mann vergewaltigt, bis es schließlich zur Scheidung kam. Heute ist die Patientin wieder verheiratet. Als sie sich in meine Behandlung begibt, bestehen neben der Depression noch viele andere Beschwerden, die hier nicht alle aufgezählt werden können. Sie bekommt zwei Globuli *Natrium muriaticum* (Kochsalz), und zwar in der C 10.000. Fünf Wochen später sind sowohl die Depressionen als auch fast alle anderen Beschwerden vollständig beseitigt. Sie geht seitdem wieder mit Freude ihrer Arbeit nach und fühlt sich wie ein neuer Mensch. Außer wegen eines schweren Durchfalls hat sie seitdem keine weitere Behandlung benötigt.

Vierter Fall:

Eine knapp 30-jährige Patientin leidet seit drei Jahren unter schwersten Rückenschmerzen. Damals mußte sie im Büro oft schwere Aktenordner aus Regalen holen, worauf die Schmerzen begannen. Diese sind im Kreuzbein lokalisiert, werden als stark ziehend beschrieben und strahlen nach oben aus. Besonders schlimm ist es nachts beim Liegen und in der Ruhe. Auch im Herbst bei feuchtkaltem Wetter verschlimmert sich das Leiden deutlich. Besser wird es durch äußere Wärme, Liegen auf einer harten Unterlage und bei Bewegung. Die Diagnose des Orthopäden: Verschleiß, Heilung nicht mehr möglich. Die Therapie: stark wirkende Schmerzmittel.
Die homöopathische Diagnose hingegen lautet: *Rhus toxicodendron* (Giftsumach). Nach einer Einzelgabe in der C 1.000 verschlimmern

sich die Beschwerden zunächst für eine Woche heftig, lassen dann jedoch schnell nach und sind zwei Wochen später völlig verschwunden. Seit einem Jahr sind sie nicht mehr aufgetreten.

Natürlich gelingt die Heilung nicht immer mit nur einer Mittelgabe, wie bei den angeführten Beispielen. Besonders Patienten, deren chronisches Leiden bereits seit vielen Jahren besteht, benötigen oft eine Abfolge mehrerer Einzelmittel bis zur Heilung oder weitgehenden Besserung. Die Darstellung solcher Fälle würde jedoch den hier zur Verfügung stehenden Rahmen bei weitem sprengen. Die Fallbeispiele wurden auch deshalb ausgewählt, um dem weitverbreiteten Vorurteil zu begegnen, homöopathische Mittel wirkten nur langsam. Daß die Dauer der Behandlung von verschiedenen Umständen abhängt, wurde bereits erwähnt. Doch wieviel Zeit sie auch erfordert, ob 14 Tage oder drei Jahre: für den Patienten bietet die Homöopathie eine reale Chance, von chronischen Leiden dauerhaft befreit zu werden. Seit über 180 Jahren hat sie dies Tag für Tag in unzähligen Fällen bewiesen. Dabei brauchte an ihrer Methodik nie etwas verändert zu werden, denn ihr Prinzip ist ein Heilgesetz – das einzig bekannte Heilgesetz überhaupt: *»Similia similibus curantur«* – Ähnliches wird durch Ähnliches geheilt. Gestern, heute, und gewiß auch übermorgen noch.

»Die Homöopathie heilt mehr Kranke, als jede andere Behandlungsmethode, und sie ist jenseits allen Zweifels sicherer und ökonomischer. Sie ist die umfassendste medizinische Wissenschaft.«

Mahatma Gandhi